Samantha Josephine Knaf

Die Bedeutung gesundheitsförderliche Unternehmenskultur, die Phasen des Gesundheits- und Patientencoachings und das Selbstwirksamkeitskonzept nach Bandura

Bibliografische Information der Deutschen Nationalbibliothek:

Die Deutsche Bibliothek verzeichnet diese Publikation in der Deutschen National-
bibliografie; detaillierte bibliografische Daten sind im Internet über http://dnb.d-
nb.de/ abrufbar.

Impressum:

Copyright © 2016 GRIN Verlag
Druck und Bindung: Books on Demand GmbH, Norderstedt Germany
ISBN: 9783346187840

Dieses Buch bei GRIN:

https://www.grin.com/document/595964

Samantha Josephine Knaf

Die Bedeutung gesundheitsförderliche Unternehmenskultur, die Phasen des Gesundheits- und Patientencoachings und das Selbstwirksamkeitskonzept nach Bandura

GRIN Verlag

GRIN - Your knowledge has value

Der GRIN Verlag publiziert seit 1998 wissenschaftliche Arbeiten von Studenten, Hochschullehrern und anderen Akademikern als eBook und gedrucktes Buch. Die Verlagswebsite www.grin.com ist die ideale Plattform zur Veröffentlichung von Hausarbeiten, Abschlussarbeiten, wissenschaftlichen Aufsätzen, Dissertationen und Fachbüchern.

Besuchen Sie uns im Internet:

http://www.grin.com/

http://www.facebook.com/grincom

http://www.twitter.com/grin_com

Einsendeaufgabe

Handlungsfelder der Prävention

Aufgabe A

Aufgabenkatalog 01.01.2016 – 31.12.2016

SRH Fernhochschule Riedlingen

Modul: Handlungsfelder der Prävention

Studiengang: Prävention und Gesundheitspsychologie

Von   Samantha Josephine Knaf

Studiengang: Prävention und Gesundheitspsychologie

Inhaltsverzeichnis

Aufgabe A1

Merkmale einer gesundheitsförderlichen Unternehmenskultur und die Wechselwirkung zwischen Unternehmenskultur und individuellem Handeln

Zunächst ist es nötig, die Schlüsselbegriffe näher zu erläutern. Es gibt eine Vielzahl von Definitionen und Blickfelder des Begriffs Unternehmenskultur. Beispielhaft werden nachfolgend zwei Erläuterungen genauer beleuchtet. Zum Einen kann Unternehmenskultur als die Totalität der Werte, Normen und Grundannahmen eines Unternehmens bezeichnet werden. Die Unternehmenskultur bildet sich hierbei auf der einen Seite aus dem Verhalten der Mitglieder einer Unternehmung, aber lenkt auf der anderen Seite auch deren Verhalten. Durch Symbole, welche nach außen präsent sind, wird es konkretisiert.[1] Andererseits kann die Unternehmenskultur auch die Gesamtheit aller im Unternehmen klassischer Norme und Erwartungen sein. Dabei definiert sich diese auch über Symbole und Wertevorstellungen, welche das Mitarbeiterdenken und -verhalten prägen. Es wird folglich in Ist- und Soll-Kultur unterschieden.[2] Mitarbeiter orientieren sich somit an den festgelegten Regeln der Unternehmung und leiten daraus unter anderem die Kommunikation ab. Gleichzeitig nehmen sie selbst auch Einfluss auf jene Kultur. Durch ihre Handlungen und Verhaltens- und Denkweisen beeinflussen sie die Unternehmenskultur stark. Man kann letztlich sagen, es ist ein sich entwickelnder Prozess, welcher auf dem aus der Vergangenheit hervorgehend Ergebnis stammt. Jeder Mitarbeiter wirkt an der innerbetrieblichen Kultur durch soziales Verhalten mit. Eine gesundheitsförderliche Unternehmenskultur setzt voraus, dass das

---

[1] Vgl. Jancik, J. M.: 2002, S. 127
[2] Vgl. Volk, G.: 2005, S. 11 ff.

Miteinander, betriebliche Leitbild, Personalsysteme und Führungsgrundsätze auf ein Ziel ausgerichtet sind. Vor allem Führungskräften kommt eine wichtige Rolle im Prozess zu teil, denn die Unternehmenskultur und der Verhalten der Vorgesetzen beeinflussen sich gegenseitig. Durch Vorbildverhalten und angemessenes Handeln soll der Weg zu einer Gesundheitskultur gelegt werden. [3]

Gesundheitskultur ist somit ein Teil der Unternehmenskultur und kann sich durch eine Vielzahl von Merkmalen ausdrücken. Zum Beispiel zählen Personalmanagement und Führungsstil ebenso dazu wie auch die Unternehmensstrategie und die Arbeitsgestaltung. Besonders wichtig ist das Vorleben gewünschter Verhaltensweisen durch die Führungskräfte. Diese nehmen sehr großen Einfluss auf das Befinden der Mitarbeiter und deren gesundheitliche Verfassung. Die Vorgesetzten müssen eine gesunde Einstellung im Denken und Handeln einnehmen und vorleben und ihren Führungsstil darauf aufbauen. [4] Vor allem ein gelebtes, gemeinsames Leitbild ist wichtig und wirksam. Die Zusammenarbeit aller Mitarbeiter und Vorgesetzter, sowie Betriebs- und Personalräte im Hinblick auf ein Ziel, schafft eine gesunde Unternehmenskultur. Soll ein innerbetriebliches Gesundheitsmanagement funktionieren und sich eine positive Gesundheits- und Unternehmenskultur bilden, so muss die Führungskraft kooperativ und kommunikativ sein. Zusätzlich muss ein vertrauensvolles Mitarbeiter-Vorgesetzen-Verhältnis entstehen und Wertschätzung gegenüber des Personals zu Teil werden. Nur dann wird dieses motivierter und zufriedener. Es muss ein angenehmes Arbeitsklima herrschen und eine innere Verbundenheit, um psychischen und physischen Belastungen entgegen treten zu können.
Man spricht auch von vier Ebenen der Gesundheitskultur. Ebene eins sind zunächst Werte und Überzeugungen des Unternehmens. Diese müssen Aspekte der Gesundheit mit ökonomischen Entscheidungen verbinden. Es ist nicht möglich, Entscheidungen entgegen gesundheitsförderlicher Maßnahmen zu treffen. Ebene zwei ist die Eigen- und Führungsverantwortung. Die Gesundheit der Beschäftigten hängt stark von den Führungskräften ab. Diese schaffen die

---

[3] Vgl. Wunderer, R.: 2011, S. 154 ff.
[4] Vgl. Jancik, J. M.: 2002, S. 24; Rudow, B.: 2004, S. 350

Arbeitsbedingungen und beeinflussen durch ihren Stil und den Anforderungen das Wohlbefinden der Mitarbeiter. Dennoch muss ein jeder einzelner eigenverantwortlich handeln. Die Führungskraft selbst muss auch an die eigene Gesundheit denken und kann die Mitarbeiter nur bis zu einem bestimmten Punkt beeinflussen. Auch wenn der Vorgesetzte eine Vorbildfunktion einnimmt und dem Personal einen gewissen Rahmen vorgibt, ist jeder Beschäftigte für sich selbst zuständig und muss den ihm vorgegebenen Rahmen optimal nutzen.

Die dritte Ebene bezieht sich auf die Beziehungs- und Arbeitsorganisation. Sinnvolle Arbeit hat nachweislich einen positiven Einfluss auf die Beschäftigten. Aufgaben, Verantwortungen und Kompetenzen sind dabei die Grundlage. Sie müssen sich ins Geschehen einbringen können und dabei auch ausreichend Berücksichtigung finden. Dabei ist außerdem zu betrachten, dass der Einklag zwischen Beruf und Familie beziehungsweise Privatleben gegeben sein muss. Am Arbeitsplatz sollten die Sozialstrukturen stabil und unterstützend sein. Ein fairer Umgang miteinander, Feedback und ein offener Umgang mit Konflikten und Kritik helfen dabei, einen Beitrag zum gesundheitsförderlichen Unternehmen zu leisten und eine Gesundheitskultur zu bilden. Vor allem für die psychische Gesundheit sind dies wichtige Maßnahmen. Die letzte Ebene berücksichtigt die betrieblichen Ressourcen. Dabei sind zeitliche Ressourcen ebenso gemeint wie finanzielle. Es wird geprüft, ob im Unternehmen ausreichend Zeit besteht, damit die einzelnen Akteure auch die Möglichkeit haben Projekte gemeinsam abzustimmen und auch umzusetzen. Zusätzlich wird geschaut, ob ein ausreichendes Budget vorhanden ist um Arbeitsplätze ergonomisch auszustatten. Eine Gesundheitskultur kann in der Theorie sehr gut aussehen, es muss jedoch auch darauf geachtet werden, dass notwendige Ressourcen zur Verfügung stehen. Ansonsten kann es nicht optimal umgesetzt werden. Werden alle der vier Ebenen berücksichtigt, kann man von einem gesundheitsförderlichen Unternehmen sowie von einer Gesundheitskultur sprechen.[5] Der Vollständigkeit halber muss jedoch erwähnt werden, dass eine Gesundheitskultur sich sowohl positiv als auch negativ entwickeln kann. Eine

[5] Vgl. Fathi, B.: 2016

negative Ausrichtung macht sich vor allem bemerkbar, durch Gesundheit als unwichtiges Ziel oder als Privatsache eines jeden Beschäftigten. In vielen Unternehmen wird Gesundheit kein Wert zugeschrieben und man kann diese Ausprägung der Gesundheitskultur als gesundheitsschädigend bezeichnen. Typische Beispiele hierfür sind, das geduldete Nichteinhalten von Pausen oder, dass Gesundheit und die Maximierung des Gewinns nicht als miteinander vereinbar angesehen werden. [6]

Im nachfolgenden Teil dieser Aufgabe wird beispielhaft beleuchtet, wie sich einige dieser bereits erwähnten Merkmale mit dem individuellen Handeln eines jeden Einzelnen auf die Gesundheitskultur auswirken. Als erstes beispielhaftes Merkmal wird nun das Personalmanagement näher beleuchtet.

Schon bei der Personalermittlung muss darauf geachtet werden, dass eine Überbelastung durch Überstunden und Sonderschichten vermieden wird. Die Personalkapazität muss angemessen sein und bereits bei der Personalgewinnung wird geschaut, ob die einzelne Person gesundheitsrelevante Werte teilt und sich somit positiv in die Gesundheitskultur integriert. Jedes Unternehmen hat für sich bestimmte Werte und Ziele. Bereits bei der Auswahl des Personals kann geschaut werden, ob sich ein jeder mit diesen Werten und Zielen identifizieren kann oder nicht. Haben Unternehmen und Mitarbeiter gleiche oder ähnliche Vorstellungen, wird sich der Beschäftigte deutlich besser integrieren und gegebenenfalls auch selbst Vorschläge zur Weiterentwicklung und Verbesserung liefern.

Eine flexible Arbeitszeitgestaltung und Sicherheit am Arbeitsplatz stehen unter dem Unterpunkt Personaleinsatz und sind ebenso Kernwerte der Gesundheitskultur.

Fortbildungen und Weiterbildungsmöglichkeiten sowie Umschulungen oder auch Ausbildungen im Bereich der Gesundheitsaspekte sind Standardelemente einer gesundheitsbewussten Unternehmenskultur. Die Beschäftigten sollen die Möglichkeit haben, altersgerecht zu arbeiten und in verschiedene Karriererichtungen gehen zu können. Wenn Mitarbeiter die Möglichkeiten

---

[6] Vgl. Uhle, T./Treier, M.: 2013, S. 170

haben, sich intern weiterzuentwickeln wirkt sich dies positiv auf das Klima im Unternehmen aus. Die Mitarbeiter sind zufriedener. Um diesen Teil der Unternehmenskultur zu implizieren ist es wichtig Beschäftigten Anreize zu geben, sich positiv in den Prozess einzubringen. Dabei sind immaterielle Anreize meist erfolgreicher als materielle. Oft wissen die Mitarbeiter selbst am besten, wie beispielsweise Zeit gespart werden kann bei der Umsetzung einiger Prozesse oder welche Faktoren besonders stressig sind und sich negativ auf die Beschäftigten auswirkt. Die Führungskraft und das gesamte Unternehmen sind von der Mitarbeit des Personals abhängig. Bei der Personalfreisetzung sollte geschaut werden, dass Mitarbeiter die das Pensionsalter erreicht haben jedoch noch arbeiten möchten, diese Chance nicht verwehrt wird. So bleiben die Kompetenzen weiterhin im Unternehmen erhalten und Engagement wird gelebt. Wenn es sich jedoch um Führungskräfte oder Mitarbeiter handelt, deren Werte unvereinbar mit denen der gesundheitsförderlichen Unternehmenskultur sind, sollten sich die Wege trennen. Es ist für das Betriebsklima und die Gesundheitskultur nicht förderlich, Mitarbeiter zu halten, die gegen die Werte und Ziele des Unternehmens arbeiten und sich auch mit gesundheitlichen Vorstellungen nicht identifizieren können. Beschäftige die sich gut in die Gesundheitskultur integrieren beeinflussen sowohl Kollegen als auch sich selbst im positiven Sinne. [7]

Neben dem Personalmanagement hat wie bereits erwähnt auch Führungsstil wichtigen Einfluss auf die Gesundheitskultur und bestimmt mit, wie gesundheitsförderlich eine Unternehmenskultur ist.

Die Führungsriege ist tonangebend bei der Entwicklung einer Gesundheitskultur. Dabei zählt zu den primären Aufgaben, das Verhalten der Mitarbeiter zielbezogen und aufgabenorientiert zu koordinieren. Die jeweiligen Ziele sind dabei meist vom Unternehmen festgelegt, die Umsetzung liegt jedoch bei der Führungskraft selbst. Wichtig ist, dass sowohl implizite als auch explizite Elemente der Steuerung und Führung umgesetzt werden. Das bedeutet, dass Feedbacks, Zielangaben und die Kontrolle der Zielerreichung ebenso wichtig sind wie die Motivation der Mitarbeiter und der Einbindung in den Prozess.

---

[7] Vgl. Thom, N.: 2014

Ebenso muss Verantwortung übernommen werden und ausreichend Informationsfluss und Kommunikation im Unternehmen herrschen. Man kann somit feststellen, dass ein gesundheitsförderlicher Führungsstil sowohl Selbstmanagementaufgabe, als auch Führungsaufgabe ist. Näher betrachtet bedeutet dies, dass gesunde Führung als Selbstmanagementaufgabe beinhaltet, dass ein Gleichgewicht zwischen Anforderungen und vorhandene Ressourcen herrscht. Zu hohe Anforderungen bei zu geringen Ressourcen können zu Überbelastung führen und sind somit nicht gesundheitsförderlich. Als Führungsaufgabe direkt kann man zwischen drei verschiedenen Rollen unterscheiden.

Rolle Nummer eins beinhaltet die Führungskraft als Partner, der mit Mitarbeitern direkt interagiert. Er kann diese befähigen und oder auch beteiligen.

Bei Rolle Nummer zwei handelt es sich um eine Führung als Gestalter. Dieser nimmt direkt Einfluss auf die Belastungssituation des Personals. Er gestaltet die Arbeitsaufgaben und -umgebung und beeinflusst das psychosoziale Umfeld am Arbeitsplatz.

Die letzte Rolle beschreibt einen Ressourcenmanager, der sowohl individuelle als auch externe Ressourcen steuert und managt. Dabei achtet er auf aktive Stressprävention. Die Führungskraft kann sich den Mitarbeitern gegenüber distanziert verhalten und aufgabenorientiert handeln oder auf die persönlichen Bedürfnisse und Belange eingehen und ein partnerschaftliches Verhältnis führen.[8] Eine Vielzahl von wissenschaftlichen Arbeiten hat belegt, dass sich dieses mitarbeiterorientierte Führen positiv auf die Gesundheit des Personals auswirkt. Das Verhältnis zwischen den Kollegen oder auch zwischen den verschiedenen Stufen im Unternehmen wird bedeutend besser, wenn sich auch über persönliche Probleme ausgetauscht wird. Ebenso können Hilfestellungen das Klima im Unternehmen stark verbessern. Vor allem Führungskräfte müssen den Menschen in einem jeden Beschäftigten sehen. In Notsituationen muss sich eine Führungskraft für die Mitarbeiter und deren Gesundheit einsetzen und offen zugeben, falls Grenzen erreicht wurden oder die Mitarbeitergesundheit in Gefahr ist. Somit nimmt die Führungskraft sowohl die Rolle des Beschützers,

---

[8] Vgl. Uhle, T./Treier, M.: 2013, S. 413

als   auch   der   Vertrauensperson   ein.
Engagierte, offene und motivierte Mitarbeiter und Führungskräfte sollten das
Bild eines jeden Unternehmens gestalten. Vor allem das soziale Miteinander
und die Kommunikation untereinander sind ausschlaggebend für die psychische
Gesundheit. Zusammenfassend kann man sagen, dass vor allem die sozialen
Beziehungen am Arbeitsplatz entscheiden, mit wie viel Motivation und Freude
die tägliche Arbeitsstätte aufgesucht wird. Fühlen sich die Mitarbeiter wohl,
verstanden und herrscht ein gutes Betriebsklima, arbeiten sie gern. Sie werden
sich im Unternehmen einbringen und es herrscht gegenseitige Achtung. [9]

---

[9] Vgl. Wieland, R./Hammes, M.: 2010, S. 57

Aufgabe A2

Phasen des Gesundheits- und Patientencoachings

Bei den verschiedenen Phasen im klientennahen Coaching-Bereich handelt es sich typischerweise um folgende vier: Vorbereitungsphase, Informationsphase, Umsetzungsbegleitung und Nachbereitung. Grob zusammengefasst wird in der Vorbereitungsphase zunächst erst einmal eine Verbindung aufgebaut und Klient und Coach lernen sich kennen. Es wird entschieden, die weiteren Schritte gemeinsam zu beschreiten. In der Informationsphase macht sich der Coach zunächst ein Bild. Der Klient wird analysiert und individuelle Ziele werden zusammen abgestimmt. Während der Umsetzungsbegleitung lernt der Klient bestimmte Fertigkeiten bezüglich des Selbstmanagements, Krankheitsbewältigung und trainiert diese gemeinsam mit dem Coach. In dieser Phase startet der eigentliche Prozess des Coachings. In der Nachbereitung erfolgt dann die Evaluation de Ergebnisse und die Zielerreichung wird besprochen. Beide Parteien entscheiden dann gemeinsam, ob das Coaching erfolgreich war und beendet werden kann (sogenannte Exit-Phase) oder ob noch einmal die vorherigen Phasen durchlaufen werden müssen und somit ein neues Coaching stattfindet.

Auf den nachfolgenden Seiten werden alle Phasen noch einmal genauer erläutert und am Beispiel eines möglichen Coachings bei leichtem Übergewicht und damit verbundenen weiteren Krankheiten verdeutlicht.

Zu Beginn steht die Vorbereitungsphase. Sie bildet die Grundlage des kompletten restlichen Prozesses. Der Patient muss dafür bereit sein dem Coach zu vertrauen und sich auf alle folgenden Schritte einzulassen. Diese Vertrauensbasis ist unersetzlich. Die Aufgabe des Coachs wiederrum ist es, den Patienten auf eben diese Basis zu führen. Er muss ihm zeigen, dass er ein kompetenter und vertrauenswürdiger Partner im Prozess ist. Zudem wird vom Coach eingeschätzt, welche bereits vorhandenen Fertigkeiten und Erfahrungen der Klient mitbringt um die spätere Kommunikation darauf abzustimmen. Hilfreich ist es auch, wenn bereits eine Anamnese stattfand. Diese kann durch Kontakt zu Ärzten und Verwandten geschehen. Dank ihr hat der Coach bereits im Vorfeld eine Vorstellung des zukünftigen Weges und kann sein Handeln im Vorfeld schon besser planen. Vor allem medizinische Hintergrundinformationen durch den Hausarzt sind wichtig. Eben dieser kann auch Hinweise zu möglichen komplizierten Lebensinhalten geben, welche im weiteren Prozess berücksichtigt werden müssen. In dieser ersten Phase gehen die Handlung hauptsächlich vom Coach aus. Er macht sich mit der Vorgeschichte vertraut und etabliert sich beim Klienten und auch bei Ärzten als adäquater Ansprechpartner mit fachlichen Kompetenzen. [10]

Bezogen auf oben genanntes Beispiel bedeutet dies, dass der Coach sich über mögliche Nebendiagnosen des Patienten informiert. Der Klient ist leicht übergewichtig. Dies kann zur Folge haben, dass Erkrankungen des Herz-Kreislauf-Systems wie zum Beispiel Bluthochdruck bereits aufgetreten sind oder vielleicht ein Diabetes diagnostiziert wurde. Gleichzeitig können auch Muskel- und Skeletterkrankungen vorliegen. Die Gelenke werden aufgrund des erhöhten Gewichts zusätzlich belastet und Abnutzerscheinungen können vorliegen. Möglicherweise weist der Arzt auch auf psychische Belastungen hin wie Todesfälle im engeren Familienkreis oder auch eine angespannte Arbeitssituation. Gleichzeitig stellt sich der Coach dem Klienten als Helfer vor und ist ihm gegenüber verständnisvoll und aufgeschlossen.

Die zweite Phase ist, wie bereits erwähnt, die Informationsphase. Diese dient dazu, eine Ausgangssituation zu schaffen und erst einmal die Gesamtsituation aufzunehmen. Vor allem die Arbeit mit dem Klienten steht im Mittelpunkt und dessen vorurteilsfreie und klare Sicht der Dinge, sowie eigene Interessen und Intensionen und die seines unmittelbaren Umfeldes. Diese müssen in spätere Entscheidungen integriert und einbezogen werden. Zusammengefasst werden Informationen des Klienten evaluiert und analysiert. Um diesen Prozess optimal

---

[10] Vgl. Weatherly, J./zu Eulenberg, M.: 2011, S. 79 ff.

umzusetzen, ist es vor allem wichtig, dass der Patient notwendige Informationen zu seiner Krankheit und des Krankheitsbildes erhält und in der Willensbildung gestärkt wird. Er muss motiviert werden von sich aus zu agieren und sich selbst richtig einschätzen und sehen zu können. Diese Fähigkeit bezeichnet man auch als Introspektion oder Selbstbeobachtung. Durch Selbstbeobachtung soll der Klient lernen seine Interessen, Intensionen und Motivationen kennenlernen und gleichzeitig Ziele und Wünsche zu benennen. Wichtig ist hierbei, dass der Patient diese Überlegungen und Schlüsse ohne Eingreifen des Coachs zieht. Dieser gibt lediglich Denkanstöße und Reize, die eigentliche Selbstwahrnehmung erfolgt durch den Klienten allein und muss wahrheitsgemäß und vor allem vollständig sein. Der Coach kann diesen Teilprozess durch verschiedene Fragen und Analyse unterstützen. Das Resultat dieser Selbstbeobachtung ist dann die Basis des weiteren Vorgehens und die Grundlage dafür, dass der Klient sich zum Empowerment entscheidet.[11] Die Wiener Arbeitsgruppe Konkretisierung Reformansätze – Spezialisierungen – GuK definiert Empowerment als Förderung der eigenen Fähigkeiten und des selbstbestimmten Handelns.[12] Sollte die nun entstandene Basis nicht stabil genug sein ist es nicht möglich, getroffene Entschlüsse umzusetzen. Somit ist es möglich, dass diese mehrfach neu definiert wird bis ein Arbeiten möglich ist. Um oben bereits genannte Motive und Wünsche zu koordinieren, existieren mehrere Möglichkeiten des Vorgehens.[13] Das Modell von Stephan Reiss soll nachfolgend kurz erläutert werden. Schwerpunkt des Modells ist, dass Motive einander widersprechen können und so zu einem Zwiespalt führen und folglich einen Konflikt im Inneren auslösen. So kann eine Handlung oder ein Verhalten, welches einem Motiv dient ein anderes blockieren und ausbremsen. Es gilt herauszufinden, welches Motiv die Handlungen des Klienten bestimmt. Wieder dieser sich dessen bewusst, ist es einfacher für ihn zu entscheiden, welche Motiven und Handlungen er im weiteren Prozess fördern möchte und welche nicht. Motive, welche die Handlungen bestimmen sind hierbei beispielsweise: Essen und somit das Streben nach Nahrung, Körperliche Aktivität und das Streben nach Bewegung und Fitness oder auch Status und das Streben nach sozialer Anerkennung oder Reichtum. Die vollständige Liste der Motive wird

---

[11] Vgl. Weatherly, J./zu Eulenberg, M.: 2011, S. 79 ff.
[12] Vgl. Uhle, T./Treier, M.: 2013, S. 411, Stangl, W.: 2017
[13] Vgl. Weatherly, J./zu Eulenberg, M.: 2011, S. 79 ff.

dem Patienten vorgelegt und dieser entscheidet, wie bedeutend die einzelnen Motive für ihn sind. All diese Erkenntnisse werden im weiteren Gespräch schriftlich festgehalten. Der Klient beginnt sich seiner Motive bewusst zu werden und auch mit der Erkrankung auseinander zu setzen. Im Zuge dieser Erkenntnisse trifft der Coach mit dem Klienten verschiedene Absprachen. Um ein Erfolgserlebnis für den Patienten greifbar zu machen, ist es unumgänglich, Problemstellungen und Aufgaben zu notieren und deren Lösungen Schritt für Schritt zu dokumentieren. Im weiteren Verlauf kann dies dem Klienten immer wieder daran erinnern, warum er Entscheidungen getroffen hat. Durch diese Aufgaben und die Anregung des Denkens ist ein wichtiger Schritt geschafft. Der Patient beginnt alte Denkmuster zu durchbrechen und wird flexibler und lernbereit. Der Klient muss den Willen und die Motivation aufbauen, etwas zu ändern und dabei auch bereit sein, neues zu lernen, auszuprobieren und dauerhaft umzusetzen um in seinem Leben etwas zu ändern. [14] Bezogen auf das bereits angesprochene Beispiel heißt dies, herauszufinden welche Motive dahinterstecken, dass der Patient überhaupt übergewichtig geworden ist und ihn zum Denken anzuregen, etwas an diesem Zustand zu ändern. So steht vor allem die Motivation im Vordergrund die Ernährung zu überdenken oder die Einstellung zu körperlichen Aktivitäten. Ebenso muss dem Klienten bewusst gemacht werden, welche möglichen Folgen auf ihn zukommen können. Er muss von sich aus den Willen zeigen, etwas an seiner Situation zu ändern und etwas für seine Gesundheit zu tun. Denn nicht nur das Übergewicht an sich ist ein Problem, auch weitere Begleiterkrankungen wie Diabetes oder Gelenkerkrankungen können die Lebensqualität stark einschränken. Möglicherweise legt der Klient viel Wert auf Familienleben und sozialen Status. Durch die Erkrankungen kann er jedoch in genau diesen Bereichen stark eingeschränkt werden. Folglich motiviert ihn zum Handeln die Aussicht auf ein ausgeglichenes Sozialleben und die Möglichkeit, sämtliche soziale Aktivitäten ohne Einschränkungen ausleben zu können. Hat er dies verinnerlicht und ist bereit, alte Muster zu durchbrechen und zu lernen folgt die nächste Phase.

---

[14] Vgl. Weatherly, J./zu Eulenberg, M.: 2011, S. 79 ff.; Whitmore, J.: 2006, S. 45 f.

Phase drei ist nun die Begleitung der Umsetzung. Je nach dem wie erfolgreich die vorherige Phase war, gelingt es dem Patienten nun den Neuanfang umzusetzen. Mögliche Rückschläge die im Verlauf auftreten, muss der Coach dem Klienten als Chance aufzeigen und ihm gegebenenfalls noch einmal seine Motive vor Augen führen beziehungsweise Risiken und Ziele aufzeigen. In diesem Teil des Prozesses wird vordergründig das Erreichen des Ziels kontrolliert und mögliche Verbesserungen des Prozesses abgeleitet. Um dies zu überprüfen, stehen dem Coach verschiedene Maßnahmen zur Verfügung. Erfolgreich ist dabei unter anderem die EBV-Analyse. Hierbei wird dem Klienten eine bestimmte Situation geschildert und dieser muss er dann zuordnen, was er zu erreichen versucht, was zu bewahren und was zu vermeiden. Wichtig ist es auch klarzustellen was auf keinen Fall angerichtet werden darf.[15] Die Erkenntnisse werden vom Coach schriftlich festgehalten. So hat der Klient erste Erfolgsergebnisse. Er sieht seine Fortschritte visualisiert und bekommt verdeutlicht, dass er Situationen steuern kann. Zusätzlich dient dies der Kommunikation zwischen beiden Parteien.[16] Für das angeführte Beispiel bedeutet dies, dass Klient und Coach Situationen durchsprechen, welche sich als problematisch darstellen könnten. Der Klient hat sich beispielsweise entschieden seine Essgewohnheiten zu ändern umso Gewicht zu reduzieren und seine allgemeinen Gesundheitswerte zu verbessern. So sprechen Coach und Klient durch, wie er beim jährlichen Essen mit dem Chef Haltung bewahrt. Ebenso können Kinobesuche oder Geburtstage analysiert werden. Treten aufgeführte Situationen im Laufe des Coachingprozesses ein, hat der Klient einen Plan im Hinterkopf und kann nach gelungener Situation erste Erfolge feiern. Dies unterstützt vor allem die Motivation für den weiteren Verlauf.

In der vierten Phase wird der gesamte Prozess zum Abschluss geführt. Geht man davon aus, dass der bisherige Coachingprozesses erfolgreich war, ist es nun wichtig die Resultate zu festigen. Der Klient muss in der Lage sein, seinen Plan weiter selbstständig zu verfolgen. Seine Selbstständigkeit sollte soweit gefördert sein, dass er in alte Verhaltensmuster nicht verfällt. Sollte dies nicht

---

[15] Vgl. Weatherly, J. /zu Eulenberg, M.: 2011, S. 79 ff.; Loskill, H: 2011, S. 69 f.
[16] Vgl. Menning, M. /Twork, S.: 2011, S. 64 ff.

der Fall sein, ist der Prozess gescheitert. Der Coach muss dem Klienten genügend Motivation mit auf den Weg geben, gelerntes fortan allein umzusetzen. Es empfiehlt sich, noch einmal abzusprechen, ob alle Voraussetzungen geschaffen wurden und auch Dritte in diese Phase einzubeziehen. Eine externe Sicht auf die Situation kann sehr hilfreich sein. Wenn alle Punkte überprüft wurden und beide zu dem Ergebnis kommen, dass eine weitere Zusammenarbeit nicht notwendig ist, sollte der Abschluss im kleinen Rahmen gefeiert werden um den Erfolgsgefühl noch einmal aufzuzeigen.[17]

In dem gewählten Beispiel könnte dies bedeuten, dass der Klient seine Ernährung erfolgreich umgestellt hat und sich möglicherweise für sportliche Freizeitaktivitäten begeistert. Dem weiteren Verlauf der Gewichtsreduktion steht nichts im Wege und der Klient weiß, dass kleine Rückschläge normal sind und ihn voran bringen können.

---

[17] Vgl. Schmöller, M.: 2011, S. 48 f.; Loskill, H: 2011, S. 69 f.

Aufgabe A3

Das Selbstwirksamkeitskonzept von Bandura (1977)

Zu Beginn muss man den Schlüsselbegriff Selbstwirksamkeit näher beleuchten. Es bedeutet allgemein, dass ein Mensch der Gewissheit ist, in einer konkreten Situation eine geforderte Leistung erbringen zu können. Man kann es auch als die Überzeugung bezeichnen, Aufgaben ausführen zu können und gegebenenfalls etwas Neues zu erlernen. Dieser Glaube ist in den Menschen tief verwurzelt. Der Gedanke, etwas schaffen zu können wenn man es nur genug möchte, ist weit verbreitet. Studien zufolge leiden Menschen, die daran Glauben aus eigener Kraft etwas zu schaffen weniger an Angststörungen.

Von Selbstwirksamkeitserwartung spricht man, wenn die individuelle Einschätzung persönlicher Kompetenzen im Umgang mit Problemen und Hindernissen im alltäglichen Leben thematisiert wird. Diese Beurteilung bestimmt, wie sich ein Jeder in einer konkreten Situation fühlt oder denkt und sich selbst motivieren zu handeln. Die Selbstwirksamkeitserwartung beeinflusst somit auf unterschiedliche Weise die Wahrnehmung und auch die Leistung. Es ist eine sehr wichtige personale Ressource, denn jeder Mensch muss in einigen schwierigen Situationen die eigenen Kompetenzen zunächst abwägen, bevor er handelt. Dabei ist zu beachten, dass die Handlungsergebniserwartung von der subjektiven Kompetenzüberzeugung abgegrenzt werden muss. Handlungsergebnisse werden häufig in so genannten Wenn-Dann-Sätzen festgehalten.
Ein Beispiel hierfür wäre: Wenn ich das Studium erfolgreich abschließe, dann stehen mir bessere Berufschancen zu Verfügung. Bei der Selbstwirksamkeitserwartung ist dies nicht der Fall. Es werden keine expliziten Handlungsfolgen formuliert.
Eine typische Formulierung hierfür wäre: Ich bin mir sicher, dass ich durch einen erfolgreichen Studienabschluss meine beruflichen Chancen verbessern

kann. [18] Somit hängt die Wahrscheinlichkeit einer Verhaltensausführung davon ab, ob man glaubt, dass man jene Handlung ausüben kann, und davon, dass diese auch zu dem gewollten Ergebnis führt.

Bandura hat dies in seiner Selbstwirksamkeitstheorie 1977 festgehalten. Das Konzept wurde bereits allgemein erläutert. Zusätzlich sagt er, dass es vier Quellen der Informationen gibt, die entweder zu einer hohen oder zu einer niedrigen Selbstwirksamkeitserwartung führen. Diese sind: direkte Erfahrungen, indirekte Erfahrungen, symbolische Erfahrungen und das Erregungsfeedback. Nachfolgend werden alle vier Punkte noch einmal näher beleuchtet.

Die direkte Erfahrung zeigt, dass jede Handlung die selbst ausgeführt wurde Konsequenzen hat. Dabei erhöhen Erfolge die Selbstwirksamkeitswahrnehmung und Misserfolge dezimiert diese. Die eigenen Erfahrungen sind somit der wichtigste Einflussfaktor bei Bildung der Selbstwirksamkeit. Der Mensch nimmt es als Erlebnis wahr, durch Anstrengungen ein Ziel zu erreichen. Dies motiviert ihn und er fühlt sich in der Lage, zukünftig schwierigere Aufgaben zu lösen. Die Anstrengung selbst ist dabei der Faktor, welcher diesen Effekt unterstützt. Muss sich für die Zielerreichung nicht angestrengt werden, so entsteht auch kein Erfolgserlebnis und der Lernprozess, Dinge durch eigenes und bestimmtes Handeln lenken zu können, tritt nicht ein. Es wird nicht gelernt, nach Strategien zur Lösung von Problemen zu suchen.

Die indirekten Erfahrungen werden durch Beobachtungen gemacht. Man lernt aus Erfahrungen, die eine Person mit ähnlichen Kompetenzen wie man selbst macht. Die Voraussetzung ist, dass man diese Gemeinsamkeiten bemerkt. Schafft es jene beobachtete Person eine schwierige Aufgabe zu meistern und man bemerkt, dass man ähnliche Ausgangsvoraussetzungen und Fähigkeiten besitzt, hat man das Gefühl, jene Erfolge auch selbst zu erreichen zu können. Auch in diesem Fall wird die Selbstwirksamkeit gesteigert, jedoch wirken direkte Erfahrungen stärker.

[18] Vgl. Stangl, W.: 2017

Symbolische Erfahrungen stützen sich auf die Aussage Dritter. Damit gemeint sind unter anderem unterstützende Worte und Floskeln wie: Ich weiß, du schaffst das. Das Vertrauen in die eigenen Fähigkeiten wächst durch den Zuspruch, jedoch macht sich dies auf lange Sicht nur bemerkbar, wenn es sich in der Realität auch umsetzt. Die Auswirkung auf die Selbstwirksamkeit ist dabei nur gering und bei Misserfolgen trotz Zuspruchs kann man nicht mehr von einer stabilen Selbstwirksamkeit ausgehen.

Der letzte Punkt ist das Erregungsfeedback. Allgemein spricht man auch von Gefühlsregungen wie Herzrasen, starkes schwitzen oder auch Ängstlichkeit. Diese Zeichen geben auch Informationen über die eigene Selbstwirksamkeit. Je höher die Selbstwirksamkeitserwartung ist, umso geringer sind körperliche Anzeichen und Erregungen. Sind die eigenen Ressourcen im Handlungsbereich nur schwach, wird die Gefühlsregung stark ausgeprägt sein. [19]

Im Betrieb ist die Selbstwirksamkeit vor allem wichtig um einschätzen zu können inwiefern Mitarbeiter mit schwierigen Aufgaben zu Recht kommen und diese in der Lage sind zu bewältigen. Die individuelle Selbstwirksamkeitserwartung ist sehr wichtige Ressource eines jeden Unternehmens. Es ist wichtig, dass Mitarbeiter ihre Fähigkeiten abwägen und sich erst danach für eine bewusste Handlung entscheiden. Wenn man Banduras Theorie genau betrachtet bedeutet dies, dass Führungskräfte eine höhere Wirksamkeitserwartung besitzen als niedere Angestellte und somit auch eine höhere Selbstwirksamkeit besitzen. Meist sind es die höheren Angestellten, die kompliziertere Aufgaben bewältigen müssen und sich über schwierige Sachverhalte Gedanken machen. Es gibt verschiedene Studien die belegen, dass Menschen mit einer hohen Selbstwirksamkeitserwartung ihre Arbeit weniger belastend einschätzen und zufriedener sind. Wenn dies stimmt, müssten Führungskräfte wie Geschäftsleiter oder Vorstandvorsitzende sich selbst gesünder einstufen als es die Angestellten tun. Diese hohe Selbstwirksamkeitserwartung hätte zu Folge, dass sie zu einem größeren Einfluss auf die Mitarbeitergesundheit führt. Dennoch ist es ein grundlegendes Anliegen, die Selbstwirksamkeit eines jeden

---

[19] Vgl. Bandura, A.: 1977, S. 191 ff.

Mitarbeiters zu erhöhen und ihm bei der Kompetenzabwägung zur Seite zu stehen. Auch Angestellte haben Widerstände zu beseitigen und schwierige Aufgaben zu lösen. Beeinflusst man die Selbstwirksamkeit positiv durch Zuspruch oder auch Hilfe lernt der Angestellte, mit Misserfolgen und Hindernissen umzugehen. In regelmäßigen Zielvereinbarungsgesprächen oder Leistungseinschätzungen können beide Seiten Rücksprache halten und sich austauschen, ob es Probleme gibt und ob sich der Mitarbeiter durch Rückschläge entmutigt und gestresst fühlt. Sollte dies der Fall sein, ist es wichtig, durch Erfahrungsaustausch oder einer anderen Informationsquelle die Selbstwirksamkeitserwartung zu steigern und somit auch etwas für die Gesundheit zu tun. Mitarbeiter mit einer eher pessimistischen Grundeinstellung und wenig Selbstwirksamkeit sind seltener bereit, bei Rückschlägen einen erneuten Versuch zu wagen. Es besteht eine negative Erwartungshaltung und oft werden wiederholte Versuche nur widerwillig durchgeführt. Zu schnell ist der Mitarbeiter entmutigt und lustlos. Dies wirkt sich schlussendlich auch negativ auf den Erfolg des Unternehmens aus. Selbstwirksamkeit kann bis zu einem bestimmten Punkt erlernt werden und je häufiger man die Erfahrung hat, dass man etwas aus eigener Kraft schaffen kann und die nötige Unterstützung durch die Führungskraft erhält, desto selbstwirksamer wird man. Wenn diese Stärkung und Motivation Erfolg hat, wird der Mitarbeiter sich mehr zutrauen und auch erfolgreicher handeln. Es wird immer wieder Erfolgserlebnisse geben und somit die Motivation und Freude an der Arbeit gesteigert werden. Dies hat zur Folge, dass sich auch die Mitarbeiterzufriedenheit steigert und weniger psychische Belastung wahrgenommen wird. Wenn man sich dauerhaft entmutigt oder unter Druck gesetzt fühlt, leidet die Arbeitsleistung stark. Angststörungen und Depressionen im Mitarbeiterumfeld nehmen ab oder treten gar nicht erst häufig auf. Zusätzlich wurde nachgewiesen, dass selbstwirksame Menschen meist erfolgreicher sind. Hat ein Unternehmen ausschließlich Mitarbeiter mit einer hohen Selbstwirksamkeit, so kann das Unternehmen folglich auch von deren erfolgreichen Handlungen profitieren. [20]

---

[20] Vgl. Stangl, W.: 2017

Literaturverzeichnis

Bandura, A.: Self-efficacy: Toward a unifying theory of behavioral change: Psychological Review, 84/1977, S. 191-215

Jancik, J. M.: Betriebliches Gesundheitsmanagement: Produktivität fördern, Mitarbeiter binden, Kosten senken, Wiesbaden 2002

Loskill, H: Patientencoaching aus Patientensicht, In: Weatherly, J., Meyer-Lutterloh, K., Henke, A. (Hrsg.): Patientencoaching, Bonn 2011, S. 69-70

Menning, M., Twork, S.: Die Zusammenarbeit des Patientencoachs mit anderen Gesundheitsprofessionen, In: Weatherly, J., Meyer-Lutterloh, K., Henke, A. (Hrsg.): Patientencoaching, Bonn 2011, S. 64-68

Rudow, B.: Das gesunde Unternehmen: Gesundheitsmanagement, Arbeitsschutz und Personalpflege in Organisationen, München 2004

Schmöller, M.: Spezielle Eignungsvoraussetzungen und Anforderungen an einen Patientencoach, In: Weatherly, J., Meyer-Lutterloh, K., Henke, A. (Hrsg.): Patientencoaching, Bonn 2011, S. 48-49

Uhle, T., Treier, M.: Betriebliches Gesundheitsmanagement, Gesundheitsförderung in der Arbeitswelt-Mitarbeiter einbinden, Prozesse gestalten, Erfolge messen, 2. überarbeitete Auflage, Berlin/Heidelberg 2013

Volk, G.: Betriebliches Gesundheitsmanagement im Spannungsfeld Mobbing – Führungskommunikation und Betriebsklima als Determinanten für die Entstehung von Mobbing, Magdeburg 2005

Weatherly, J., zu Eulenberg, M.: Konzepte des Patientencoachings, In: Weatherly, J., Meyer-Lutterloh, K., Henke, A. (Hrsg.): Patientencoaching, Bonn 2011, S. 82-92

Whitmore, J.: Coaching für die Praxis, München 2006

Wieland, R., Hammes, M. , Ergebnisse der Internetstudie-Erwerbstätige, Gesunde Führung und Unternehmenskultur, In BARMER GEK (Hrsg.): BARMER GEK Gesundheitsreport 2010-Teil 2, 2010

Wunderer, R.: Führung und Zusammenarbeit: eine unternehmerische Führungslehre. 9. Auflage, Köln 2011

Internetquellenverzeichnis

Fathi, B. (2016): Die Gesundheitskultur, Betriebliches Gesundheitsmanagement: Den Wandel gestalten. URL: http://www.gesundheitundmanagement.de/die-gesundheitskultur/ (13.12.2016, 15:30 Uhr)

Stangl, W. (2017): Empowerment, Lexikon für Psychologie und Pädagogik URL: http://lexikon.stangl.eu/13408/empowerment/ (13.12.2016, 16:40 Uhr)

Stangl, W. (2017): Selbstwirksamkeit, Lexikon für Psychologie und Pädagogik URL: http://lexikon.stangl.eu/1535/selbstwirksamkeit-selbstwirksamkeitserwartung/ (13.12.2016, 16:45 Uhr)

Stangl, W. (2017): Selbstwirksamkeitserwartung, Lexikon für Psychologie und Pädagogik URL: http://lexikon.stangl.eu/2377/selbstwirksamkeitserwartung/ (13.12.2016, 17:00 Uhr)

Thom, N. (2014): Die vier Ebenen der Gesundheitskultur URL: https://www.researchgate.net/publication/269709339_Die_vier_Ebenen_der_Gesundheitskultur (13.12.2016 15:50 Uhr)